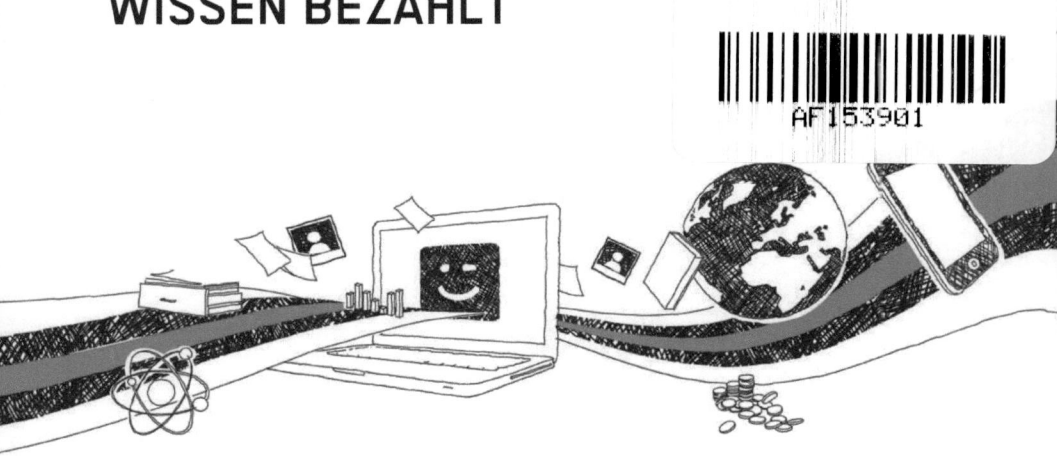
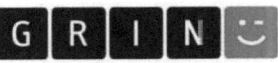

Förderung der Health Literacy in der Beratung. Das Beispiel Brustkrebs

Vera Jasper

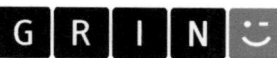

Bibliografische Information der Deutschen Nationalbibliothek:

Die Deutsche Nationalbibliothek verzeichnet diese Publikation in der Deutschen Nationalbibliografie; detaillierte bibliografische Daten sind im Internet über http://dnb.d-nb.de abrufbar.

ISBN: 9783346588326
Dieses Buch ist auch als E-Book erhältlich.

Druck und Bindung: Books on Demand GmbH, Norderstedt Germany
Gedruckt auf säurefreiem Papier aus verantwortungsvollen Quellen

Das vorliegende Werk wurde sorgfältig erarbeitet. Dennoch übernehmen Autoren und Verlag für die Richtigkeit von Angaben, Hinweisen, Links und Ratschlägen sowie eventuelle Druckfehler keine Haftung.

Das Buch bei GRIN: https://www.grin.com/document/1170841

Universität Bielefeld

Fakultät für Gesundheitswissenschaften

Health Communication

Hausarbeit

Im Rahmen der Veranstaltung

Theoretische und konzeptionelle Grundlagen der Gesundheitsbildung und
-beratung: Bewältigung chronischer Krankheiten Wintersemester 2016/17

Förderung der Health Literacy in der Beratung.
Das Beispiel Brustkrebs.
Theoretische und konzeptionelle Grundlagen der
Gesundheitsbildung und -beratung

Name, Vorname: Jasper, Vera

Eingereicht am: 03.03.2017

Inhaltsverzeichnis

1. Einleitung

Chronische Krankheiten zählen, laut des Robert-Koch Institutes, heute zu den häufigsten Gesundheitsproblemen, die auch im finanziellen Gesundheitssektor an Bedeutung gewonnen haben. Dazu zählen ganz besonders die Krebserkrankungen (RKI, o.V., 2017). Brustkrebs ist laut des statistischen Bundesamtes die siebt häufigste Todesursache im Jahr 2015 in Deutschland. In der Tabelle der Krebserkrankungen steht Brustkrebs in seiner Häufigkeit des Auftretens an zweiter Stelle und die Zahlen steigen stetig (Statistisches Bundesamt, o.V., 2015). In dieser Arbeit liegt der Fokus auf BrustkrebspatientInnen und ihrem Weg der Beratung nach der Diagnosestellung. Aufgrund einer Studie von Rowlands et al. (2015) wurde ein neues Modell entwickelt, in dem gezeigt wird, dass die Gesundheit eines Menschen von drei Grundfaktoren beeinflusst wird. Der erste ist die persönliche Lebensweise. Der zweite das Sammeln von Gesundheitsinformationen und der dritte neben der familiären Disposition, die Volkszugehörigkeit und Kultur. Letztere Faktoren beeinflussen sich gegenseitig. Je nach Kultur und Volkszugehörigkeit, sowie der Erziehung, ist das Sammeln von Gesundheitsinformationen im Unterbewusstsein verankert (vgl. Rowlands et al., 2015. S.135). Das Sammeln von Gesundheitsinformationen trägt also ein Drittel zu der Gesundheit eines Menschen bei und wird unter einem Begriff, der Health Literacy, zusammengefasst. Das Thema Health Literacy (auf deutsch Gesundheitskompetenz (Lenartz, N., 2012, S.20)) gewinnt zunehmend an Bedeutung. In der globalisierten Welt und ihrem Gesundheitssystem gibt es stetig wachsende Angebote und Auswahl. Immer neue Behandlungsmöglichkeiten werden präsentiert und die Zweige der Medizinischen Fachbereiche wachsen. Genanntes verlangt den PatientInnen immer mehr Eigenverantwortung ab. Die PatientInnen werden zum Management der eigenen Gesundheit aufgefordert. Sie sollen präventive Maßnahmen ergreifen und werden bei wichtigen Entscheidungen oft allein gelassen (vgl. Lenartz, N., 2012, S.15ff.). Mit dieser Arbeit soll ein Versuch unternommen werden, die Frage zu beantworten, warum besonders die Health Literacy von BrustkrebspatientInnen in der Beratung gestärkt werden sollte. Die Arbeit gliedert sich in fünf Kapitel. Im zweiten Kapitel wird das

Vorgehen bei der Literaturrecherche vorgestellt. Das dritte Kapitel widmet sich der terminologischen Klärung und soll die nötigen Hintergrundinformationen liefern, auf die der weitere Erkenntnisgang der Arbeit aufgebaut werden soll. Im Fokus des vierten Kapitels steht die Beantwortung der in der Einleitung genannten Fragestellung, die durch die Präsentation wissenschaftlich relevanter Ergebnisse und Schlussfolgerungen erarbeitet wird. Zum Schluss ziehe ich ein Fazit, indem ich eine kurze Zusammenfassung der vorhergegangenen Erkenntnisse liefere und das Thema kritisch durchleuchte. Außerdem wird erneut auf die Fragestellung eingegangen und ihre Beantwortung kurz repräsentiert.

2. Methodik

Die Literaturrecherche erfolgte über folgende Portale: Online Bibliothek der Universität Bielefeld, google Scholar, PubMed und ResearchGate. Es wurden deutsche und englische Texte, je nach Verfügbarkeit, ausgemustert. Nach relevanter Literatur wurde mit folgenden, in der Tabelle aufgeführten Begriffen gesucht:

Health literacy	Gesundheitskompetenz
Patientenschulung	Patientenberatung
Chronische Krankheiten	Brustkrebs
Breast cancer	Beratung
Breast cancer screening	Patient education

Selektiert wurde nach Fachliteratur und etablierten Erkenntnissen durch Studien.

Ausgewählte Literatur wurde inhaltlich überflogen und auf ihre Quellen untersucht, um möglichst viele Ursprungstexte heraus zu filtern. Über die Quellen wurde weitere qualitative Literatur gefunden. Gesucht wurde auch in Fachzeitschriften und auf Homepages etablierter Gesundheitsakteure.

3. Hintergrundinformationen zu Health Literacy in der Beratung von BrustkrebspatientInnen

In diesem Kapitel sollen Hintergrundinformationen und Grundlagen zu Health Literacy, Beratung und Brustkrebs gegeben werden. Angefangen mit Definitionen, Zahlen und Daten, soll dieses Kapitel auf die theoretische Zusammenführung im vierten Kapitel und die anschließende Diskussion dieser vorbereiten und den nötigen Background geben. Es werden bereits erste Erkenntnisse vorgestellt und aufeinander bezogen.

3.1. Beratung

Es gibt verschiedene Ansätze zur Erklärung bzw. Begriffsdefinition von Beratung. Engel und Sickendiek (2005) sagen, dass eine eindeutige Begriffserklärung von „Beratung" wegen seiner Komplexität in Auftreten und Methodik kaum möglich ist (vgl. ebd., S.165). Beratung wird primär als Angebot von Hilfe für jeden Ratsuchenden verstanden, unabhängig vom Ursprung oder Bereich seiner Probleme. Beratung findet überall statt. Sei es im Alltag wie z.B. in der Schule, wo Beratung seitens der pädagogischen Lehrkräfte stattfindet. Oder in einem professionellen Rahmen, wie der Beratung seitens Krankenhäusern, Krankenkassen oder sonstigen Institutionen, die Beratungsstellen präsentieren und Beratung als eigenes, professionelles Handlungsfeld definieren (vgl. Engel et al. ,2005, S. 163ff.). Gerade in den Gesundheitsberufen ist Beratung allgegenwärtig, obwohl die Beratung als solche im Laufe der Ausbildung in der Regel keinen Bestand hat. Die professionelle Beratung muss immer im Hinblick auf den thematisierten Bereich, sowie auf ihr Konzept betrachtet werden. Das heißt, auf der einen Seite, dass in dem Prozess der Beratung, seitens des Beratenden ein für den angefragten Bereich spezialisiertes Wissen Voraussetzung ist. Auf der anderen Seite muss der Beratende über ein fundiertes Wissen über Kommunikation und die vorherrschenden Beratungsmodelle verfügen. „Und erst wenn beides vorhanden ist und zusammenwirkt, kann man von professioneller Beratung sprechen." (Engel & Sickendiek, 2005, S. 165). Wiltrud Gieseke (2000) beschreibt Beratung im Allgemeinen als Durchführung einer Besprechung. Genauer gemeint sei psychosoziale Beratung oder auch Problemberatung, die als Unterstützung und Intervention fungiert, um Lebenszäsuren zu überwinden (vgl. Gieseke, 2000, S. 12). Auf der institutionellen Ebene soll Beratung grundlegende Veränderung durch Anregungen und Entscheidungsfindung bewirken. BeraterInnen werden nach Gieseke (2000) als Informationsquellen gesehen die einen Service anbieten, dem Ratsuchenden Mithilfe ihres spezifischen Wissens eine schnelle Lösung seiner Probleme möglich zu machen. „Der Beratungsbegriff ist zur flexiblen Schaltstelle für aktuell verwertbares Wissen geworden" (vgl. ebd., S. 12). Beratung soll hier auf eine reflexive Art stattfinden, die der individuellen Entscheidungsfindung dient. In dem Prozess der Beratung sollten Wünsche, Motive, Bildungswege und Lebensrealitäten des Ratsuchenden unbedingt miteinbezogen werden (vgl. Gieseke, 2000, S.10ff.). Auch Heiner Barz (2000) erwähnt bei seiner Begriffserklärung die Problematik in der Unterscheidung zwischen Beratung und Therapie (vgl. ebd., S. 33ff.). Der alleinige Begriff Beratung sei sehr uneindeutig, da es verschiedenste Felder der Beratung gebe. Barz (2000) betont dass das Ersuchen von Beratung eine Entscheidungsabstinenz des Klienten voraussetzt (vgl. ebd., S33ff.). Barz (2000) setzt das Wissen des Beraters über psychodynamische Mechanismen und Reinszenierung von Abwehrstrukturen sowie das Management von individuellen Bedürfnissen voraus (vgl. ebd., S. 33ff.). Monika Tröster (2000) beschreibt Beratung mit einem Zitat von Fuchs-Brüninghoff:

> „Jemanden beraten, bedeutet für uns, zwischen verschiedenen Informationen, die der Ratsuchende gibt, Bezüge herzustellen, Zusammenhänge zu erraten, Vermutungen und Hypothesen aufzustellen [...] Ob der Berater richtig geraten hat, darüber entscheidet der Ratsuchende. Wir gehen davon aus, dass der Ratsuchende implizit die Lösung für sein Problem mitbringt, dass es aber der Methoden des Beraters bedarf, um sie zu entdecken/zu entschlüsseln/zu erschließen. Grundlegende

Prinzipien sind Freiwilligkeit und Gleichwertigkeit" (zit. Tröster nach Fuchs-Brüninghoff, 2000, S. 127ff.)

Der Beratung als solche liegen diverse Beratungsansätze zugrunde, die die unterschiedlichsten Gruppen erreichen sollen und verschiedene Lösungsfindungen beinhalten. Im Rahmen dieser Arbeit wird ein Augenmerk auf die Beratung von BrustkrebspatientInnen gelegt und nach Förderung der Health Literacy in der Beratung gefiltert. Also eine Förderung der Befähigung und Eigenständigkeit von BrustkrebspatientInnen. Im nächsten Absatz werden Hintergrundinformationen zu Health Literacy gegeben.

3.2. Health Literacy

Die gesundheitsbezogene Lebensqualität (Health-related quality of life, kurz HRQOL) wird von verschiedenen grundlegenden soziodemografischen Faktoren beeinflusst. Darunter zählen Alter, Einkommen, Bildungsstatus, soziale Netzwerke, psychische sowie physische Symptome und Co-Erkrankungen. Einen besonders großen Bestandteil der gesundheitsbezogenen Lebensqualität stellt allerdings die Health Literacy dar. Wer über eine hohe Health Literacy verfügt, ist gesünder und kann sogar schwere Krankheiten besser überstehen als andere (vgl. Halverson et al., 2015, S.1f.). Die World Health Organisation definiert Health Literacy als individuelle Eigenschaften und soziale Ressourcen eines Individuums die benötigt werden um Zugang zu Informationen und Leistungen zu finden und diese verstehen, bewerten und gebrauchen zu können um gesundheitsbezogene Entscheidungen treffen zu können (WHO, o.V., 2017). Health Literacy, oder auf deutsch Gesundheitskompetenz (vgl. Lenartz, 2012, S.20), beinhaltet verschiedene Komponenten. Vorausgesetzt sind dabei die Lese- und Schreibfertigkeit, sowie ein grundlegendes gesundheitsbezogenes Wissen (vgl. Lenartz, 2012, S.36). Gesundheitsinformationen sind im Alltag in schriftlicher Form gegeben. Man erhält sie zum Beispiel über Broschüren, Plakate oder Flyer. Es wird vorausgesetzt, dass

Menschen diese ohne Probleme verstehen können. Mit einem grundlegend gesundheitsbezogenem Wissen sind Grundkenntnisse zu Gesundheit gemeint. Ein grobes Verständnis darüber, wie der Körper funktioniert, was ihm gut tut und was ihm schadet. Wichtige Komponenten von Health Literacy sind vor Allem kommunikative Fähigkeiten, ein kritischer und reflexiver Umgang mit Gesundheitsinformationen, ein gutes Selbstmanagement und eine starke Handlungskompetenz (vgl. Lenartz, 2012 S.36). Kommunikative Fähigkeiten sind wichtig, wenn es um Gespräche mit Fachpersonal wie ÄrztInnen und TherapeutInnen geht. In der Regel sind die Zeitfenster von Arzt-Patienten Kommunikation sehr begrenzt. Wichtig ist also in kurzer Zeit alle bedeutenden Punkte anzusprechen und Fragen loszuwerden, ohne dabei abzuschweifen oder sich zu verstricken. Ein kritischer und reflexiver Umgang mit Gesundheitsinformationen gewinnt an Bedeutung da es immer mehr Angebote und Therapiemöglichkeiten gibt. Der PatientInnen sollten in der Lage sein, diese für sich angemessen auszuwählen und solche zu verneinen, die sie für unangebracht halten. Ein hohes Selbstmanagement kommt zum Beispiel bei eigenständiger Therapie und Prävention (Vorsorge) zum tragen. Medikamente müssen regelmäßig eingenommen und richtig dosiert werden. Hohe Handlungskompetenz bedeutet unter Anderem regelmäßig präventive Maßnahmen zu ergreifen, wie den Früherkennungen und Krebsvorsorgen.

3.3. Brustkrebs

Immer mehr Deutsche erkranken an Brustkrebs. Wobei das Risiko bei Frauen hundert mal höher ist als bei Männern. Die Inzidenzrate (Neuerkrankungshäufigkeit) bei Männern liegt in Deutschland bei circa vierhundert Fällen pro Jahr. Brustkrebs ist mit Abstand die häufigste Krebserkrankung bei Frauen in Deutschland. Etwa 19000 Frauen sterben im Jahr an Brustkrebs. Einen Teil der gestiegenen Neuerkrankungen macht allerdings das gestiegene Bewusstsein zur Früherkennung und ihre damit verbundene Zunahme an Diagnosen aus. Die Diagnose Brustkrebs wird vor allem im fortgeschrittenen Alter gestellt. Trotz der stetig ansteigenden Fälle von Brustkrebs wird in den letzten Jahren ein leichter Rückgang der Mortalität (Sterblichkeit) verzeichnet. Die Heilungschancen werden aufgrund verbesserter Therapiemöglichkeiten immer besser (Vgl. Berg, 2000, S. 13ff.). Als Risikofaktoren, die die Möglichkeit an Brustkrebs zu erkranken steigern, nennen Gierspingen et al. (2005) neben erhöhtem Alkoholkonsum, Rauchen und der genetischen Disposition (5-10%) auch Überernährung und geringe körperliche Aktivität. Vor allem wird das Risiko an Brustkrebs zu erkranken aber mit den Hormonen in Verbindung gebracht. Das beinhaltet bei Frauen frühe Schwangerschaften, den Zeitpunkt der ersten Regelblutung, Hormontherapien gegen Wechseljahresbeschwerden, die Einnahme der Antibaby-Pille und andere Therapien mit Estrogenen und Estrogen-Gestagen-Kombinationen (vgl. ebd., S.14ff.).

Die Ergebnisse verschiedener Studien und Untersuchungen haben ergeben, dass der Krankheitsverlauf bei Brustkrebs unmittelbar persönlich beeinflussbar ist. So ist zum Beispiel bewiesen, dass allein eine gesundheitsförderliche Lebensweise das Langzeitüberleben von BrustkrebspatientInnen fördert. Genauso hat die Health Literacy einen starken Einfluss auf das Outcome bei Brustkrebs. Der Zusammenhang von Brustkrebs und Health Literacy sowie die Sinnhaftigkeit der Verankerung in der Beratung werden im nächsten Kapitel genauer beschrieben und Ergebnisse vorgestellt.

4. Health Literacy im Zusammenhang mit BrustkrebspatientInnen

Die Beratung von BrustkrebspatientInnen spielt eine große Rolle für den Krankheitsverlauf. Gerade in der ersten Zeit nach der Diagnosestellung, in der eine starke Verunsicherung und Hilflosigkeit der PatientInnen herrscht. Es finden etliche Termine mit Fachpersonal statt, wie Gynäkologen, Onkologen, Therapeuten, Radiologen und viele mehr. In dieser Zeit der Planlosigkeit läuft Beratung für BrustkrebspatientInnen in der Regel so ab, dass ein ganzes Heer an Fachpersonal Behandlungs- und Therapievorschläge macht. Die PatientInnen sind oft nicht in der Lage, sich für einen Weg zu entscheiden. Berg (2000) rät dazu, einen Arzt/Ärztin des Vertrauens zu wählen und von Ihm/Ihr alles weitere koordinieren zu lassen (vgl. Berg, L., 2000, S.130f.). BrustkrebspatientInnen leiden vor allem unter der Unkontrollierbarkeit des Krankheitsverlaufes. Hinzu kommt eine schlechte Arzt-Patient Kommunikation aufgrund bemessener Zeitfenster. Zusätzliche Belastungen stellen für BrustkrebspatientInnen die Veränderung des eigenen Körperbildes und die Bürde für die eigene Familie dar (vgl. Nittel et al., 2013, S.238). Bis jetzt läuft Beratung für BrustkrebspatientInnen zudem sehr einseitig ab. Bei der Diagnosestellung werden die PatientInnen über die Krankheit Brustkrebs und mögliche Behandlungsformen, sowie ihre Risiken informiert. Ihnen werden verschiedene Beratungsstellen empfohlen, jedoch werden sie selten nach der eigenen Meinung gefragt oder ihnen bei der Entscheidungsfindung geholfen. Bei der Diagnosestellung Brustkrebs, ist es vorgesehen, dass ÄrztInnen die Patienten zunächst bei der Verarbeitung und dem Verstehen der Diagnose unterstützen. Erst danach sollen Handlungsmöglichkeiten aufgezeigt und besprochen werden (Nittel et al., 2013, S.449). PatientInnen sind nach einer solchen Nachricht in der Regel nicht sehr aufnahmefähig und und behalten nicht alles im Kopf, was besprochen wurde. Dazu kommt, dass sie üblicherweise alleine zu den Gesprächen gehen. Es wird ÄrztInnen empfohlen, während des Gespräches einen elektronischen Brief zu verfassen, indem alles Besprochene festgehalten und erklärt wird. Dieser soll den PatientInnen nach dem Gespräch ausgehändigt werden, damit die PatientInnen zuhause eine Übersicht haben und diese mit, von ihnen ausgewählten,

Vertrauten besprechen können. Zudem wird den ÄrztInnen empfohlen sich Zeit für das Diagnosegespräch zu nehmen. Brustkrebs ist kein akuter Notfall und somit besteht im Gespräch kein Grund zur Eile. Je mehr Ruhe und Zeit die PatientInnen im Gespräch mit den ÄrztInnen haben, desto eher können sie einen Umgang mit der Diagnose lernen und gezielte, für sie wichtige Fragen stellen. Ruhe und Zeit schaffen den Raum für das Lernen von Gesundheit für PatientInnen (Nittel et al., 2013, S.451). Das Lernen (damit sind unter Anderem die Health Literacy, Coping und das Empowerment gemeint) von PatientInnen ist bis jetzt noch kein Gegenstand rechtlicher Regelungen und wird auch nicht in den rechtlichen Aufklärungspflichten der ÄrztInnen thematisiert (vgl. Nittel et al., 2013, S.440). Dabei müsste in der medizinischen Ausbildung die Kompetenzsteigerung der PatientInnen, vor Allem vor dem Hintergrund dieser theoretischen Überlegungen, gelehrt und zum festen Bestandteil von Beratung gemacht werden. Es soll für die PatientInnen nicht darum gehen sich das Wissen eines Mediziners anzueignen, jedoch aber Experte seiner Erkrankung zu werden. Vor Allem sollte man die Behandlungsmöglichkeiten und ihre Risiken kennen (vgl. Berg, L., 2000, S.131). Patienten sollen zu Experten in Sache der eigenen Gesundheit werden, ihr Empowerment und ihre Health Literacy stärken. Sie sollen alle Behandlungsmöglichkeiten und die damit verbundenen Risiken kennen, damit sie selbst in der Lage sind, sich für einen Weg der Therapie zu entscheiden. Wenn sie selbst nicht in der Lage dazu sind, kann Beratung Abhilfe leisten. Beratung muss hier nicht nur seitens Fachpersonal stattfinden. Auch Gleichgesinnte und ebenfalls Betroffene können eine beratende Funktion einnehmen und Patienten stärken. Gerade andere Betroffene bringen die Kompetenz der eigenen Erfahrungen und Mitgefühl mit, die viele Patienten favorisieren. So bleiben Selbsthilfegruppen bis heute eine der größten Anlaufstellen für BrustkrebspatientInnen. Eine Untersuchung der Deutschen Krebshilfe hat gezeigt, dass nur ein Drittel aller KrebspatientInnen psycho-soziale Beratung durch Fachkräfte in Anspruch nimmt. Ausschließlich die Hälfte der erkrankten Frauen wird von ihren ÄrztInnen überhaupt richtig über bestehende Beratungsmöglichkeiten informiert. Nach der Diagnosestellung wenden sich Frauen in der Regel eher an andere Betroffene und Selbsthilfegruppen als professionelle Beratung durch Fachpersonal in Anspruch zu nehmen. Krebspatientinnen informieren sich zudem zunehmend selbst über ihre Krankheit. 60% der befragten Frauen gaben an, gerne alle Informationen haben zu wollen, die sie bekommen können. 39% der erkrankten Frauen wollten allerdings nicht zu viele Informationen, weil sie sich von zu vielen Informationen verunsichert fühlen würden und sie bei zu großer Auswahl nicht wüssten, welchen Weg der Therapie sie einschlagen sollten. Es ist also anzunehmen, dass den PatientInnen ausschließlich Informationen gegeben werden, jedoch nicht der Umgang damit gelehrt wird. Es werden keine Entscheidungshilfen geboten, sodass sich die PatientInnen von zu vielen Informationen überfordert fühlen. Neben den bestehenden Institutionen und Anlaufstellen wie den Krebsgesellschaften, Selbsthilfegruppen, Patientenorganisationen und viele mehr, nutzen die Patientinnen vor allem auch die Medien und das Brustkrebstelefon des Krebsinformationsdienstes des Deutschen Krebsforschungszentrums um sich zu informieren. 2003 wurden dort rund 1800 Anfragen individuell beantwortet (Giersiepen et al., 2005, S.24). Jedoch sind all diese Anlaufstellen von den PatientInnen selbst und aus eigenem Antrieb aufzusuchen. PatientInnen nutzen außerdem das Internet, Broschüren und Bücher um sich zu informieren und besuchen sogar Kongresse und Fachkonferenzen (Berg, L., 2000, S.152ff.). BrustkrebspatientInnen wird ein gewisses Maß an Eigenständigkeit und Empowerment unterstellt, was zwar in der Theorie sehr sinnvoll ist, jedoch oft nicht den Tatsachen entspricht. Das Empowerment und die Health Literacy von BrustkrebspatientInnen zu stärken kommt nicht allein den Patienten zugute, die dadurch dadurch zu Experten ihrer eigenen Krankheit werden und einen angemessenen Umgang damit lernen, sondern es entlastet auch den Gesundheitssektor finanziell betrachtet. So ist zum Beispiel bekannt, dass Patienten mit einer hohen Health Literacy und starkem Empowerment viel kürzere Liegezeiten in Krankenhäusern haben. Die stationäre Liegezeit von Patienten die eher depressiv und ängstlich sind, ist um 40% höher. Auch die damit verbundenen Kosten sind um 35% höher als die von Patienten mit einer hohen Health literacy und einem starken Empowerment (Giersiepen et al., 2005, S.24). Es müsste also auch im Interesse des Gesundheitssystems sein, BrustkrebspatientInnen in ihrem Empowerment und ihrer Health Literacy zu fördern. Trotz der vielen

Präventionsangebote seitens der Gesundheitsakteure, tun sich noch Lücken auf. So wird Brustkrebs zum Beispiel eher im fortgeschrittenen Alter diagnostiziert. Eine WHC Studie hat gezeigt, dass trotz der steigenden Inzidenz, das Problembewusstsein im zunehmenden Alter abnimmt. Erklärt wird es damit, dass der Zusammenhang von Alter und Inzidenz nicht genügend bekannt ist. Informationen werden heutzutage vorrangig über die visuellen Medien bezogen. Dazu kommt, dass regelmäßige gynäkologische Besuche im zunehmenden Alter stark nachlassen, weil ihre Relevanz unbekannt ist. Es wird eine Kommunikations- Informations- und Versorgungslücke hinsichtlich der Brustkrebs Früherkennung und Prävention deutlich (Giersiepen et al., 2005, S.20). Nutzer des Gesundheitssystems werden immer mehr in die Rolle eines Kunden gedrückt. Der Gesundheitssektor wird mehr und mehr wirtschaftlich behandelt. Krankenhäuser und niedergelassene Ärzte stehen im wirtschaftlichen Konkurrenzkampf zueinander und ringen um Gelder. Umso wichtiger wird es auch in Zukunft die eigene Gesundheitskompetenz (Health Literacy) zu fördern und Manager seiner eigenen Gesundheit zu werden (vgl. Nittel et al., 2013, S.356). PatientInnen müssen lernen gesundheitliche Leistungen subjektiv zu betrachten und zu selektieren. Es gibt verschiedene Beratungsansätze wie zum Beispiel die Ressourcenorientierte oder Psychosoziale Beratung. Jedoch gibt es keinen expliziten Beratungsansatz der es sich zur Aufgabe gemacht hat, die Health Literacy von BrustkrebspatientInnen zu fördern. Eine pure Schulung im Umgang mit dem Gesundheitssystem, die die Patienten in der Eigenständigkeit fördert, gibt es in dieser Form nicht. In Hannover wurde ein erster Versuch eines solchen Ansatzes unternommen. Die Patientenuniversität (vgl. Nittel et al., 2013, S.356ff.). Jeder kann teilnehmen, ob eine Erkrankung besteht oder nicht. Dort sollen Menschen den Umgang mit Informationen lernen und Experten des Gesundheitssystems werden. Allerdings ist dieses Angebot noch sehr unbekannt und allein aufgrund seiner Lokalität für viele nicht zugänglich. Die Wichtigkeit der Förderung von Health Literacy in der Beratung von BrustkrebspatientInnen soll im Folgenden verdeutlicht werden. Die Fähigkeit des Patienten seine eigene Krankheit zu bewältigen (Coping), kann die Lebensqualität und den Verlauf der Krankheit positiv beeinflussen (vgl. Giersiepen et al., 2005, S.24). Eine Studie aus Wisconsin, die über ein Jahr (2006-2007) das Outcome von KrebspatientInnen analysiert hat (darunter waren folgende Krebserkrankungen vertreten: Brustkrebs, Darmkrebs, Lungenkrebs und Prostatakrebs), hat ergeben, dass die Health Literacy die gesundheitsbezogene Lebensqualität (HRQL) von KrebspatientInnen direkt beeinflusst (Halverson et al., 2015, S.1). 33% der Teilnehmer waren an Brustkrebs erkrankt. Man hat festgestellt, dass eine hohe Health Literacy sich positiv auf das Outcome, sowie das Überleben und Langzeitüberleben von KrebspatientInnen auswirkt (Halverson et al., 2015, S.6f.). Auch Petru und Petru (2015) bestätigen dieses Ergebnis mit der Aussage, dass eine höhere Gesundheitskompetenz (Health Literacy) das Langzeitüberleben nach Brustkrebs fördert. 80% aller Brustkrebspatientinnen überleben mindestens fünf Jahre nach der Diagnose (vgl. ebd., S.60). Sie haben eine Studie durchgeführt, indem sie Langzeitüberlebende nach Brustkrebs befragt haben. Die Befragung ergab, dass alle Langzeitüberlebenden auf die gleichen Faktoren wert gelegt haben. Nämlich der Eigenverantwortung der eigenen Krankheit gegenüber und ein gesundheitsförderliches Verhalten. Sie verfügten auch alle über zahlreiche Ressourcen, die ihnen halfen, die Krankheit zu überstehen. Vor Allem aber hat sich einheitlich abgezeichnet, dass alle Probanden eine starke Health Literacy hatten (Petru et al., 2015, S.3ff.). Ein Großteil der BrustkrebspatientInnen gab an, nach der Erkrankung viel stärker auf Gesundheitsförderung zu achten als vorher. Es hat also an großer Bedeutung gewonnen, PatientInnen in ihrer Health Literacy zu fördern. Vor dem Hintergrund dieser Aufgeführten Ergebnisse wird deutlich, dass eine Förderung der Health Literacy von BrustkrebspatientInnen unabdingbar ist. Es hat direkten Einfluss auf den Verlauf und das Outcome der Krankheit Brustkrebs und kann einen positiven Einfluss auf das damit verbundene Langzeitüberleben nehmen.

5. Disskussion und Fazit

Vor dem Hintergrund der Informationen aus Kapitel vier wird ersichtlich, dass die Health Literacy von BrustkrebspatientInnen in der Beratung unbedingt gestärkt werden sollte. Es gibt verschiedene Gründe die diese Aussage rechtfertigen. Zum einen weil die Health Literacy zu einem Drittel die gesamte Gesundheit eines Menschen beeinflusst und vor allem den Krankheitsverlauf bei Brustkrebs direkt suggeriert. Health Literacy hat Einfluss auf das Outcome und das Langzeitüberleben nach Brustkrebs. Ein weiterer Aspekt ist das gestiegene Angebot im Gesundheitssektor und die damit verbundene Notwendigkeit der Eigenständigkeit von PatientInnen. Eine starke Health Literacy hilft den PatientInnen bei der Informationsbeschaffung und lässt BrustkrebspatientInnen dadurch bessere Entscheidungen für die eigene Therapie treffen. Weitere Gründe für die Förderung von Health Literacy bei BrustkrebspatientInnen stellen ihre Hilflosigkeit und der Kontrollverlust nach der Diagnosestellung dar. Wer über ein hohes Maß an Health Literacy verfügt, wird schneller Herr der Lage und kann die persönliche Gesundheit in die eigene Hand nehmen. So werden Unsicherheiten und Kontrollverlust entgegengewirkt. Zudem kann die Förderung von Health Literacy zu einer finanziellen Entlastung für den Gesundheitssektor führen, da die stationäre Liegezeit von BrustkrebspatientInnen mit einer hohen health Literacy deutlich kürzer und die damit verbundenen Kosten deutlich geringer sind, als bei BrustkrebspatientInnen mit einer niedrig ausgeprägten Health Literacy. Insgesamt wird jedoch ersichtlich, dass es keine Beratungsansätze gibt, die eine Förderung der health Literacy von PatientInnen zum Ziel haben. Nach wie vor werden BrustkrebspatientInnen mit ihren Entscheidungen und Fragen oft allein gelassen. Wünschenswert wäre dahingehend zu forschen, wie Beratung für BrustkrebspatientInnen nach der Diagnosestellung aussehen müsste um die Health Literacy zu stärken und dem Patienten mehr Eigenständigkeit beizubringen. Ein neues Konzept für Health Literacy in der Beratung kann auch für den Gesundheitssektor eine lohnenswerte Aufgabe sein, da kompetente PatientInnen zu einer finanziellen Entlastung beitragen. Wie in Kapitel vier beschrieben bleibt noch die Lücke in der Beratung hinsichtlich der Aufklärung von Frauen im fortgeschrittenen

Alter offen, die sich über den Zusammenhang von Brustkrebsinzidenz und Alter nicht im klaren sind. Es wäre sinnvoll dahingehend Aufklärung zu betreiben. Vorteilhaft wäre es diese über visuelle Medien zu betreiben, da Frauen im fortgeschrittenen Alter ihre Informationen vorwiegend über das Fernsehen oder über Zeitschriften beziehen (siehe Kapitel vier). Zudem wäre es in Zukunft erstrebenswert, Themen wie Health Literacy, Coping und Empowerment in die medizinischen Ausbildungen zu verankern um nach und nach eine Etablierung dieser im alltäglichen Gesundheitswesen möglich zu machen.

15

Literaturverzeichnis

Abel, T., Sommerhalder, K. (2015) *Gesundheitskompetenz/ Health Literacy*. Das
Konzept und seine Operationalisierung. Bundesgesundheitsblatt 58:923-929.

Barz, H. (2000) Beratung und Therapie. Bemerkungen zur Grenze zwischen
Managementtool und Individualtherapie. In Nuissl, E., Schiersmann, Ch.,
Siebert, H. (Hg.) *Literatur- und Forschungsreport Weiterbildung*. Bertelsmann-
Verlag: Nr 46: S.

Berg, L. (2000) *Brustkrebs*. Wissen gegen Angst. Verlag Antje Kunstmann: München.

Engel, F., Sickendiek, U. (2005). *Beratung – ein eigenständiges Handlungsfeld mit
neuen Herausforderungen*. Pflege & Gesellschaft 10.Jahrgang 4/2005: 163-171.

Engel, F., Nestmann, F., Sickendiek, U. (2008). Theoretische Konzepte der Beratung. In
Schaeffer, D., Schmidt-Kaehler, S. (Hg.), *Lehrbuch Patientenberatung*. Huber-
Verlag: Bern.

Giersiepen, K., Heitmann, C., Jahnsen, K., Lange, C. (2005)
Gesundheitsberichterstattung des Bundes. Robert Koch-Institut: Heft 25.
Online verfügbar unter:
http://www.rki.de/DE/Content/Gesundheitsmonitoring/Gesundheitsberichterstattung/G
BEDownload sT/brustkrebs.pdf?__blob=publicationFile

Gieseke, W. (2000) Beratung in der Weiterbildung – Ausdifferenzierung der
Beratungsbedarfe. In Nuissl, E., Schiersmann, Ch., Siebert, H. (Hg.)
Literatur- und Forschungsreport Weiterbildung. Bertelsmann-Verlag:
Nr 46: S. 10-17.

Halverson, J., Martinez-Donate, A., Palta, M., Leal, T., Lubner, S., Walsh, M., Schaaf
Strickland, J., Smith, P., Trentham-Dietz, A. (2016) *Health Literacy and health-
related quality of life among a population-based sample of cancer patients*. J
Health Commun: 2015;20(11): 1320-1329.

Jordan, S., Töppich, J. (2015) *Die Förderung von Gesundheitskompetenz (Health
Literacy) – Eine gesamtgesellschaftliche Aufgabe*. Bundesgesundheitsblatt
58:921-922.

Lenartz, N. (2012) *Gesundheitskompetenz und Selbstregulation*. V&R unipress: Göttingen.

Marlow, L., Meisel, S., Wardle, J. (2017) *Ethnic minority women prefer strong recommendations to be screened for cancer.* BMC Public Health: 17:164

Nestmann, F., Engel, F., Sickendiek, U. (Hg.), *Das Handbuch der Beratung, Bd. 2: Ansätze, Methoden und Felder.* DGVT-Verlag: Tübingen, 2004, 613-627.

Nittel, D., Seltrecht, A. (2013) *Krankheit: Lernen im Ausnahmezustand?.* Brustkrebs und Herzinfarkt aus interdisziplinärer Perspektive. Springer-Verlag: Berlin Heidelberg.

Petru, E., Petru, C. (2015) *Langzeitüberleben nach Brustkrebs.* Interventionen zur Förderung der Gesundheitskompetenz. Springer-Verlag: Berlin Heidelberg.

Robert-Koch Institut (2017) Chronische Erkrankungen. Ohne Verfasser. Abrufdatum: 27.02.2017. Verfügbar unter:
http://www.rki.de/DE/Content/Gesundheitsmonitoring/Themen/Chronische_Erkrankun gen/Chronische_Erkrankungen_node.html

Rowlands, G., Shaw, A., Jaswal, S., Smith, S., Harpham, T. (2015) *Health literacy and the social determinants of health: a qualitative model from adult learners.* Health Promotion International 2017;32:130-138.

Schaeffer, D., Schmidt-Kaehler, S. (Hrsg.) (2012) *Lehrbuch Patientenberatung.* Hans Huber Verlag: Bern.

Sickendiek, U., Engel, F., Nestmann, F. (2008). *Beratung. Eine Einführung in sozialpädagogische und psychosoziale Beratungsansätze.* Juventa-Verlag: Weinheim und München.

Soellner, R., Huber, S., Lenartz, N., Rudinger, G. (2009) *Gesundheitskompetenz – ein vielschichtiger Begriff.* Zeitschrift für Gesundheitspsychologie, 17 (3), 105-113.

Sommerhalder, K., Abel, T. (2007) *Gesundheitskompetenz: Eine konzeptuelle Einordnung.* Universität Bern.

Statistisches Bundesamt (2015) Tabelle der Todesursachen. Ohne Verfasser.
Abrufdatum 27.02.2017. Verfügbar unter:
https://www.destatis.de/DE/ZahlenFakten/GesellschaftStaat/Gesundheit/Todesursachen/
Todesursachen.html

Tröster, M. (2000) Lernberatung in der Alphabetisierung/Grundbildung. Zwischen
brüchiger Tradition und neuen Herausforderungen. In Nuissl, E.,
Schiersmann, Ch., Siebert, H. (Hrsg.) *Literatur- und
Forschungsreport Weiterbildung.* Bertelsmann-Verlag: Nr 46: S. 127-133.

World Health Organization (2017) *Track 2: Health literacy and health behavior.* 7th
Global Conference on Health Promotion: track themes.
Verfügbar unter:
http://www.who.int/healthpromotion/conferences/7gchp/track2/en/

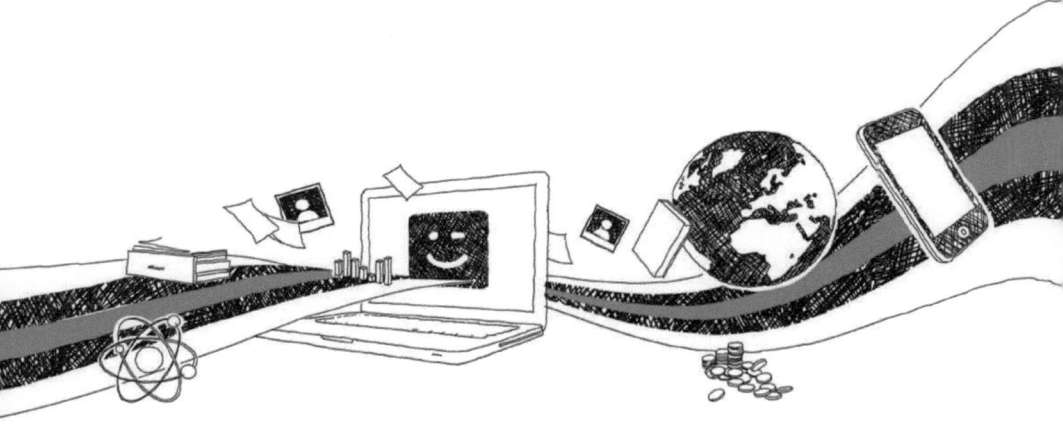
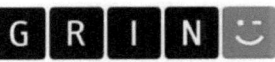